Découverte du Capitaine E. LIGER D'OUISTREHAM

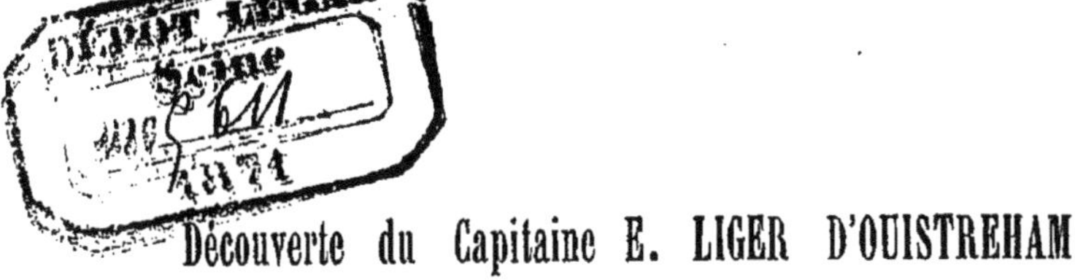

LA CURE MARINE

LOIN DU LITTORAL

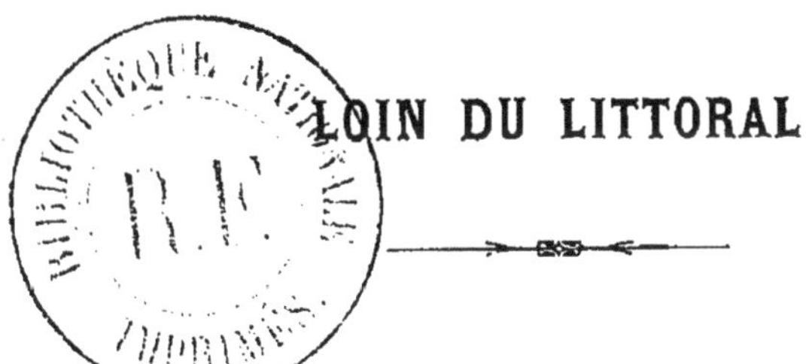

L'EAU DE MER NATURELLE

SES USAGES

SON MODE D'ADMINISTRATION — SES DOSES

PAR

L.-H. GOIZET

DOCTEUR EN MÉDECINE DE LA FACULTÉ DE PARIS

PARIS

IMPRIMERIE ADMINISTRATIVE DE PAUL DUPONT

41, rue Jean-Jacques-Rousseau.

1871

CURE MARINE

LOIN DU LITTORAL

CHAPITRE PREMIER

1° LA DÉCOUVERTE DE E. LIGER D'OUISTREHAM

Sommaire. — Analyse de l'eau de mer. — Mucosité de la mer. — Pourquoi l'eau de mer se pétrifie. — Recherches infructueuses des savants. — Découverte de E. Liger. — Importance de cette découverte au point de vue humanitaire.

L'eau de mer est une véritable eau minérale ; c'est même la plus minéralisée de toutes les eaux.

Prise dans l'océan Atlantique sur les côtes de Normandie à

Ouistreham, elle donne à l'analyse par litre d'eau un poids de 1025 gr. 425, qu'il faut répartir de la manière suivante :

Oxyde ferrique	0 gr.	004
Carbonate de chaux	0	121
Sulfate de chaux	1	392
Sulfate de magnésie	2	549
Chlorure de magnésium	3	305
Chlorure de potassium	0	522
Bromure de sodium	0	579
Chlorure de sodium	25	220
	33 gr.	692
Eau	991	733
	1025 gr.	425

Indépendamment des substances indiquées dans le tableau précédent, l'eau de mer tient en dissolution beaucoup d'autres matières qui y sont contenues en quantité beaucoup trop petite pour qu'on puisse les apprécier à l'analyse.

On y rencontre aussi un principe dont la plupart des analyses chimiques ne font pas mention et dont l'importance ne saurait être mise en doute, ainsi que nous allons le voir.

Ce principe, appelé par DE BORY DE SAINT-VINCENT *Mucosité de la mer*, est analogue aux substances coagulables des êtres vivants; elle est de nature azotée comme les corps albuminoïdes. Comme ces derniers elle entre très-facilement en putréfaction et devient la cause de l'odeur fétide que répand l'eau de mer abandonnée à elle-même pendant quelques jours dans un vase.

« La putréfaction entraîne très-rapidement la décomposition

dès sulfates de l'eau de mer en sulfures, en hydrogène sulfuré et en sulfhydrate d'ammoniaque. Ce phénomène se manifeste dans l'eau de mer la plus pure, si même elle est filtrée, alors même que le filtre sur lequel beaucoup d'eau a passé offre une surface légèrement muqueuse ; il se manifeste lors même que le microscope n'offre pas de traces d'infusoires dans l'eau de mer filtrée ou non. » ROCCAS.

Cette propriété de l'eau de mer de se putréfier aussi rapidement rend son transport inutile et son usage impossible pour toutes les personnes qui ne peuvent se déplacer pour aller sur le littoral jouir des bienfaits de la médication marine. Des chimistes savants et des médecins célèbres se sont livrés spécialement à l'étude des propriétés thérapeutiques de l'eau de mer, ils ont cherché à neutraliser les principes fermentescibles qu'elle renferme, soit par des agents chimiques, soit en allant prendre l'eau de mer à une grande distance des côtes, ou en la recueillant à une profondeur considérable.

Ils ont rencontré des difficultés tellement invincibles qu'aucun d'eux n'a atteint le but et que tous sont arrivés au découragement le plus complet.

Cependant un navigateur célèbre, un chercheur infatigable, le capitaine E. Liger, souvent obligé de faire à bord de son navire la médecine de son équipage, avait été frappé des bons effets qu'il obtenait de la thérapeutique à l'eau de mer, et le hasard l'avait mis sur la voie de la découverte tant cherchée avant lui, c'est-à-dire la conservation de l'eau de mer. De retour de ses explorations lointaines dans le Nouveau Monde, voulant étendre les bienfaits de la médication marine aux populations éloignées des côtes, le capitaine Liger s'établit seul, loin de toute habitation, sur les bords de l'océan, au milieu des sables d'Ouistreham ; là, mettant à profit les indications si heureusement fournies par le hasard, il travailla avec espoir et courage. Ce ne fut qu'après cinq années d'un labeur constant que le succès le plus complet vint le dédommager de ses peines. C'est de l'année 1867 que date la découverte de Liger.

Il y a quatre années que le capitaine Liger a envoyé ses premières bouteilles d'eau de mer à M. le professeur Bouchardat, qui a rendu justice à l'inventeur en lui consacrant, dans son nouveau formulaire de 1870, un paragraphe spécial.

Depuis cette époque des milliers de bouteilles ont été expédiées en France et à l'étranger ; plusieurs hôpitaux de Paris, entre autres l'hôpital Saint-Louis et le Val-de-Grâce, en ont fait grand usage ; loin de démentir le succès, l'expérience n'a fait que le confirmer.

L'eau de mer naturelle de E. Liger, mise en bouteilles il y a quatre ans, est aujourd'hui encore parfaitement conservée et donne, comme à la sortie de l'océan, une analyse chimique exactement conforme à celle que nous avons indiquée au commencement de ce chapitre.

Le capitaine Liger, par le fait de sa découverte, en dotant la thérapeutique d'un agent aussi puissant, a rendu au praticien un immense service, car désormais le médecin pourra étendre les bienfaits de la médication marine aux classes laborieuses de la société. En effet, les ouvriers, les petits commerçants, les employés sont tous affaiblis par les privations ou par la vie sédentaire à laquelle ils sont condamnés ; le traitement marin, dont ils ne pouvaient faire usage, pourra leur être appliqué et rétablir leur santé générale si souvent ébranlée. Les mères de famille, pour leurs enfants et pour elles-mêmes, sans abandonner leurs occupations journalières et les soins de leur ménage ; les ouvrières, tout en conservant leur travail dans les ateliers, prendront les bains à l'eau de mer, suivront le traitement marin complet, à peu de frais, et en retireront des avantages aussi marqués que les personnes d'une condition plus élevée auxquelles leur position de fortune et leurs loisirs permettent d'aller sur le littoral suivre la cure marine.

Cette médication aura pour tous, riches et pauvres, l'avantage de pouvoir être suivie régulièrement, pendant toute l'année, sans tenir compte des variations atmosphériques et de la température froide, qui tous les ans chassent du littoral les baigneurs, sans même en excepter les plus courageux. Les baigneurs qui reviennent des bords de la mer, pourront continuer ou reprendre leur cure sans attendre l'année suivante ; ce qui aura l'avantage incontestable de ne pas interrompre le traitement au moment où la maladie était en bonne voie de guérison, perdant ainsi tous les fruits de la médication commencée.

Au point de vue humanitaire comme au point de vue scientifique, la découverte du capitaine Liger vaudra à son laborieux auteur la juste reconnaissance de tous.

CHAPITRE I

THÉRAPEUTIQUE

Sommaire. — **Hygiène** : âges, sexe, tempéraments. — **Diathèses** scrofules, rhumatisme, rachitisme. — **Altérations du sang** : anémie, chlorose, cachexies en général (paludéenne, syphilitique, hydrargytique, scorbutique). — **Maladies cérébro-spinales** : maladies nerveuses en général ou névropathies. — **Maladies des voies respiratoires** : toux en général, phthisie. — **Maladies des voies digestives.** — **Maladies des organes génito-urinaires** : blennorrhée, spermatorrhée ; déplacements de la matrice, engorgements ; ulcérations ; granulations du col utérin ; leucorrhée. — **Maladies de la peau** : parasites. — **Maladies chirurgicales** : maladies des articulations ; maladies des os. — Varices, varicocèles, engorgements de l'épididyme, cicatrisation des plaies et des ulcères, granulations des paupières, blépharites.

L'eau de mer naturelle de E. Liger est un des agents les plus puissants de la thérapeutique Son usage, déjà très-répandu, tend de plus en plus à se généraliser ; elle trouve son emploi toutes les fois que la médication marine du littoral est indiquée. Je vais faire très-rapidement l'énumération des nombreuses maladies qui en réclament l'emploi. Dans ce cas, je ne puis mieux faire qu'aider mon expérience personnelle des renseignements puisés dans l'excellent *Traité des bains de mer* du docteur ROCCAS.

A. — HYGIÈNE.

a. — Ages.

Enfance. — De tous les âges, l'enfance est certainement l'époque de la vie à laquelle convient le mieux l'usage de l'eau de mer, non-seulement dans le but de conserver l'organisme, mais encore pour diriger son accroissement et son perfectionnement.

Puberté. — A ce moment de la vie l'accomplissement des fonctions organiques se fait avec un rhythme régulier qui ne réclame qu'exceptionnellement le secours de la médication marine. Cependant les jeunes gens nerveux dont les fonctions digestives languissent, dont le sommeil est agité, ceux qu'une vie trop studieuse a absorbés, qui ont grandi trop vite ou qu'une longue convalescence a affaiblis, retireront de grands avantages de la médication marine.

Age adulte. — L'age adulte ne contre-indique nullement la médication par l'eau de mer ; les femmes en particulier s'en trouvent fort bien dans les cas si fréquents de chloro-anémie accompagnés d'écoulements leucorrhéiques et au moment de la ménopause, alors que les viscères sont menacés de congestion. Il est bon toutefois d'ajouter que les adultes qui se portent bien devront s'abstenir des bains à l'eau de mer, afin de ne point consumer dans la bonne santé les moyens de rétablir la mauvaise

Vieillesse. — Au déclin de la vie, il existe un embarras général de la circulation qui rend plus difficile la réaction périphérique. Ce sera donc très-rarement qu'on conseillera les bains et les douches ; mais, même à cet âge, l'eau de mer prise à l'intérieur, pourra rendre encore de grands services en régularisant les fonctions digestives, prévenant ainsi les congestions et les hémorrhagies cérébrales, si fréquentes dans la vieillesse.

b. — Sexe.

Menstruation. — Chez les jeunes filles débiles, il se manifeste, au moment où la menstruation cherche à s'établir, un affaiblissement général plus considérable avec langueur des fonctions, abattement moral et susceptibilité plus grande du système nerveux. Dans ces circonstances, les résultats favorables de la médication marine se prononcent souvent avec une grande rapidité. L'eau de mer doit être administrée à l'intérieur ainsi que sous forme de bains et de douches.

Les femmes qui prennent les bains pour une cause étrangères à la menstruation devront en suspendre l'usage pendant l'époque des règles, pour les reprendre immédiatement après.

Au moment de la ménopause la médication marine est utile en rendant le corps moins sensible au froid, en prévenant les congestions, et surtout en fortifiant les organisations débilitées par de nombreuses ménorrhagies antérieures.

c. — **Tempéraments.**

Les tempéraments lymphatiques sont ceux qui retirent les avantages les plus signalés du traitement marin ; les engorge-ments ganglionaires, les affections catarrhales, la mollesse des tissus disparaissent comme par enchantement sous l'influence de cette médication.

Les tempéraments nerveux se trouvent également très-bien de la médication à l'eau de mer ; mais il faut la surveiller attentivement et ne l'appliquer qu'avec beaucoup de prudence.

B. — DIATHÈSES.

a. — **Scrofules.**

Dans ces sortes d'affections, quelle que soit la forme sous laquelle elles se manifestent et la place qu'elles occupent, les professeurs Trousseau et Pidoux, Bouchardat, Hérard et toutes nos grandes célébrités médicales sont d'accord et considèrent l'eau de mer comme un des agents curatifs les plus puissants; son efficacité constante ferait presque croire à sa spécificité.

Le traitement se compose d'applications extérieures géné-rales (bains, douches, affusions) ou locales (compresses, lotions, arrosoir, pulvérisations, irrigations), administrées con-curremment avec l'eau de mer à l'intérieur à la dose recons-tituante.

b. — **Rhumatisme.**

La diathèse rhumatismale comprend le rhumatisme *articulaire*, le rhumatisme *musculaire* et le rhumatisme *viscéral.*

L'eau de mer n'a pas la même puissance thérapeutique dans ces différentes formes du rhumatisme.

Dans le rhumatisme *articulaire* l'eau de mer rend des services très-limités ; elle agit surtout pour compléter la cure faite par les eaux minérales sulfureuses ou autres, en fortifiant l'organisme tout entier et en l'aguerrissant contre l'impression de l'humidité et du froid.

Le rhumatisme *musculaire,* au contraire, guérit rapidement sous l'influence de la médication marine. Il en est de même du rhumatisme *viscéral;* mais celui-ci exige une surveillance beaucoup plus grande dans l'application du traitement, à cause de la réaction puissante qu'il est nécessaire d'obtenir.

c. — **Rachitisme**

L'eau de mer est un agent modificateur tellement puissant du *rachitisme* qu'il peut, à lui seul, donner en quelques jours une vive vascularisation aux jeunes rachitiques.

Cette médication combinée avec l'orthopédie habilement faite et une gymnastique médicale bien dirigée amènera le plus souvent une guérison complète.

C. — ALTÉRATION DU SANG.

***a*. Anémie. — *b*. Chlorose. — *c*. Cachexies en général (palu-
déenne, syphilitique, hydrargyrique, scorbutique).**

Dans toutes ces affections l'eau de mer est le meilleur auxi-
liaire des toniques analeptiques et névrosthéniques, en permettant à l'estomac de les supporter facilement et en rétablis-
sant promptement les fonctions digestives. La médication
marine, en effet, s'adresse à un élément commun de toutes
ces affections, la *langueur* de toutes les fonctions, qui est un
des caractères principaux de la *cachexie*.

On l'emploie à l'intérieur à la dose d'un demi-verre matin
et soir ; à l'extérieur, en bains, douches, lotions et injections.

D. — MALADIES CÉRÉBRO-SPINALES.

Après que les maladies des centres nerveux ont parcouru
leurs phases d'activité, la médication marine rendra les plus
grands services pour réparer les désordres généraux ou lo-
caux produits par la maladie.

L'hémiplégie et la *paraplégie*, les *paralysies mercurielle* et
saturnine sont très souvent guéries radicalement, et toujours
considérablement améliorées par le traitement à l'eau de mer
(*intra et extra*). Dans ces cas l'eau de mer doit être administrée de temps en temps, pendant plusieurs jours consécu-
tifs, à dose purgative.

a. **Maladies nerveuses générales.** *b*. **Fièvre nerveuse.**—*c*. **Hystérie.** — *d*. **Vertige nerveux.**—*e*. **Hypocondrie.** — *f*. **Palpitations nerveuses.** — *g*. **Névralgies de la sensibilité (faciale, gastralgie, entéralgie, intercostale, sciatique, utérine, etc.).** — *h*. **Névralgies du mouvement (chorée).**

Dans toutes les affections du système nerveux, l'eau de mer est formellement indiquée, et les résultats obtenus par les praticiens qui s'occupent spécialement de la médication marine sont véritablement merveilleux dans la plupart des cas.

E. — MALADIES DES VOIES RESPIRATOIRES.

a. — Toux.

La toux en général, quand elle n'est pas le symptôme d'une tuberculisation pulmonaire avancée, résiste rarement à un traitement de dix à douze bains à l'hydrofère. — C'est surtout chez les personnes d'un tempérament lymphatique qui s'enrhument facilement, que l'eau de mer produit les meilleurs effets.

b. — Phthisie.

La médication marine dans la *phthisie* a été défendue avec autant de conviction que de talent par le docteur *Amédée Latour*. — Au début de la maladie j'en ai souvent retiré de bons résultats. Le docteur *Roccas* cite, dans son *Traité des bains de mer*, plusieurs observations qui viennent confirmer mon opinion à ce sujet.

F. — MALADIES DES VOIES DIGESTIVES.

L'action de l'eau de mer soit à l'extérieur, soit à l'intérieur, sur les fonctions digestives, indique à l'avance, pour ainsi dire, combien les maladies du canal digestif pourront être utilement modifiées par la pratique de la mer. C'est ici le lieu de placer une remarque dont l'importance ne saurait être mise en doute : « Il est dangereux, d'ordinaire, de satisfaire « dans la progression de son accroissement, l'appétit qu'occa- « sionnent les premiers bains de mer. Que de fois n'a-t-on « pas vu l'oubli de cette recommandation suivi de désordres « variés qui nécessitèrent souvent la suspension temporaire de « la cure ! » Roccas.

Le bain, avec affusion surtout, augmente sensiblement l'appétit ; mais il ne faut s'y livrer que modérément et peu à peu, à mesure qu'augmente aussi la faculté digestive et assimilatrice.

Avec ces précautions et cette modération la cure marine, en restaurant les fonctions assimilatrices, redonne peu à peu au système nerveux le ton qui lui manquait, au sang ses principes constituants, relève les forces et rétablit l'équilibre dans toutes les fonctions.

G. — MALADIES DES ORGANES GÉNITO-URINAIRES.

a. — Maladies des reins, spermatorrhée, blennorrhée.

Les maladies des reins accompagnées d'atonie générale, la *blennorrhée*, la *spermatorrhée* surtout réclament avec raison les bienfaits de la médication marine. Les sujets jeunes et peu affaiblis sont promptement et facilement guéris par les bains et les douches combinés avec l'eau de mer à l'intérieur. Quand au contraire les fonctions nerveuses ont subi une détérioration profonde, on obtient rarement une cure radicale, mais seulement une amélioration plus ou moins durable.

b. — Déplacements de la matrice, engorgements, ulcérations du col utérin, granulations.

Les déplacements de la matrice, les engorgements, les ulcérations, les granulations du col utérin cèdent constamment à l'administration habilement dirigée des bains, douches, pulvérisations, affusions, irrigations et injections. L'eau de mer prise à l'intérienr, en régularisant les fonctions digestives, accélère beaucoup la cure de ces maladies.

c. — Leucorrhée.

Le traitement par l'eau de mer à l'intérieur et à l'extérieur, en douches, bains, injections, etc., est vraiment spécifique contre les *leucorrhées* ou *pertes blanches*.

Le capitaine Liger, en rendant transportable et inaltérahle l'eau de mer, aura rendu à la population de nos grandes villes un service incomparable, en permettant de guérir sûrement, à peu de frais et sans déplacement, une maladie si commune dans les grands centres de population, qui entraîne avec elle tant d'inconvénients de toute nature et, comme conséquence fatale, des désordres organiques profonds.

d. — Virilité.

Les hommes jeunes encore mais affaiblis par les excès ou par les maladies, en suivant régulièrement la cure marine et en mettant plus de mesure dans leurs appétits, pourrout sûrement retrouver la vigueur de leur jeunesse. — Les vieillards sobres entretiendront jusque dans les dernières années de leur vie la force virile par l'usage de l'eau de mer *intus et extra*.

H. — MALADIES DE LA PEAU.

C'est seulement dans les maladies chroniques de la peau que l'action de l'eau de mer est avantageuse. C'est à titre de modificateur général de l'économie qu'il faut considérer la médication marine; aussi cette médication agit-elle surtout dans les manifestations scrofuleuses de la peau.

Le savant professeur Lebert conseillait les bains salés, surtout après la guérison des éruptions, pour empêcher les récidives.

Ce qui est constant, c'est que les fonctions de la peau se

trouvent singulièrement améliorées en même temps que s'amé-
liorent les conditions générales de la santé, ainsi que la force
de résistance de la peau contre les influences atmosphériques.

a. — Alopécie.

Je citerai, simplement et en quelques mots, un fait sans en
tirer aucune conséquence, tout en conseillant cependant aux
personnes qui se trouvent dans le même cas d'essayer le même
traitement.

M. *Monnin*, négociant à Paris, âgé de quarante ans, quit-
tait le Havre pour se rendre à San-Francisco où l'appelaient
ses affaires; il avait perdu complétement ses cheveux. Un
médecin qui se trouvait à bord de *la Louisiana*, passager
comme lui, l'engagea à se faire donner des affusions froides
d'eau de mer et à se faire des frictions sur la tête. M. *Monnin*,
désireux de voir ses cheveux repousser, suivit scrupuleusement les conseils du médecin, se fit doucher régulièrement
deux fois par jour et de plus se frictionna matin et soir la tête
avec l'eau de mer. Le succès fut complet : en arrivant à San-
Francisco, sa tête était couverte d'une chevelure abondante.
La traversée avait duré cinq mois.

L'histoire m'a été racontée par le capitaine *Liger* lui-
même, qui commandait le navire *la Lousiana*, qui transporta
M. *Monnin* du Havre à San-Francisco.

I. — PARASITES.

L'eau de mer à l'intérieur et en lavements est un puissant vermifuge qui agit surtout contre les *ascarides lombricoïdes* et *vermiculaires* chez les enfants.

J. — MALADIES CHIRURGICALES.

Les deux séries principales de maladies chirurgicales qui viennent réclamer le bénéfice de la médication marine sont les maladies des articulations dans la forme chronique et les diverses affections des os.

Les maladies chroniques des articulations se trouvent en général très-bien des bains d'eau de mer avec des douches à basse température, ou même de l'application de compresses imbibées d'eau de mer. La faiblesse seule, sans gonflement, recevra des bains d'eau de mer une influence d'autant plus favorable que ce moyen, outre son action locale, agit puissamment sur la santé générale.

Chez tous les sujets, mais plus particulièrement chez ceux qui offrent, à un haut degré, les attributs du tempérament lymphatique, les bains d'eau de mer exercent une influence éminemment favorable sur les membres qui ont été le siége de *fractures*, lesquelles ont laissé après elles de la faiblesse, du gonflement et même de la claudication.

Les *ankyloses* incomplètes et récentes peuvent aussi recouvrer en totalité ou en partie leurs mouvements. Les *varices* récentes et peu développées, comme celles qui apparaissent sous l'influence de causes temporaires, cèdent bien aux bains d'eau de mer.

Il en est de même des *varicocèles* au début.

D'après M. *Gaudet*, les engorgements de l'*épididyme* deviennent moins sensibles et se résolvent. M. *Roccas* a constaté la cicatrisation complète de *fistules profondes*..

L'eau de mer accélère la cicatrisation des plaies, quelque sinueuses et irrégulières qu'elles soient. J'ai vu des plaies résultant de ganglions suppurés, à orifices multiples, dont l'aspect était très-mauvais, changer rapidement de nature et se fermer sous l'influence seule de lotions répétées d'eau de mer.

Les *granulations des paupières*, les *blépharites* ciliaires, résistent rarement aux pulvérisations et aux lotions d'eau de mer.

CHAPITRE III.

MODE D'ADMINISTRATION. — DOSES.

A. — MODE D'ADMINISTRATION.

On fait usage de l'eau de mer à l'intérieur et à l'extérieur, soit séparément, soit simultanément. Ce dernier mode d'emploi est de beaucoup le plus fréquent.

a. — A l'intérieur.

On prend généralement l'eau de mer *pure*, en deux doses, une le soir au coucher, quelques heures après le repas, l'autre le matin à jeun, une ou deux heures avant le repas. Il est important de suivre exactement cette prescription, car prise en même temps que les aliments, l'eau de mer pourrait amener quelques troubles dans les fonctions digestives.

Ces troubles se traduisent ordinairement par une pesanteur

au creux de l'estomac avec production plus ou moins considérable de gaz ; d'où un ballonnement anormal et un malaise général qu'il est facile d'éviter en se conformant à ce qui a été dit plus haut.

Quelques personnes ont de la répugnance à prendre l'eau de mer *pure* à cause de sa saveur caractéristique extrêmement amère ; dans ce cas, il est facile de corriger le goût désagréable en associant l'eau de mer à une quantité égale d'eau de seltz artificielle ou de lait.

D'ordinaire on boit l'eau de mer telle qu'elle sort de la bouteille, c'est-à-dire froide ; cependant, lorsqu'on veut obtenir un effet purgatif, il est préférable de la faire tiédir au bain-marie.

b. — A l'extérieur.

L'eau de mer est administrée en :

1° Grands bains ordinaires ou à l'hydrofère de M. Mathieu (de la Drôme) (l'expérience ma démontré la supériorité des bains à l'hydrofère, par la rapidité de leur action sur les organes et la sûreté des résultats ; en outre leur prix est peu élevé, ce qui est un avantage qu'il ne faut pas dédaigner).

2° Bains de siége, de pieds et de mains ;

3° Douches en colonne, en pluie, en poussière, en nappes ;

4° Injections, lavements et irrigations ;

5° Application des compresses et lotions.

La température à laquelle l'eau de mer est employée à l'extérieur varie entre 20° et 8° Réaumur. L'eau est donc froide.

Néanmoins, chez certaines personnes dont la susceptibilité nerveuse est excessive, soit naturellement soit par suite de maladies, il est quelquefois nécessaire de porter la température de l'eau de mer jusqu'à 30° Réaumur.

Durée des bains. — Si le bain est chaud, il devra durer une demi-heure environ ; s'il est froid, sa durée variera entre 1 et 5 minutes, selon la force organique des malades.

Durée des douches. — Les douches devront durer de 1 à 5 minutes.

Nombre. — On pourra prendre un bain et une douche chaque jour.

Précautions à prendre. — Lorsque les malades prennent simultanément des bains et des douches, ils doivent prendre les bains le matin avant le repas, et les douches dans la journée, deux heures environ avant le dîner ; s'ils prennent seulement soit les bains, soit les douches, c'est le matin à jeun qu'ils suivent leur traitement.

Ils doivent se préparer au bain ou à la douche, par une promenade suffisante pour amener à la surface du corps une douce chaleur, ou bien encore en provoquant cette chaleur par l'enveloppement dans une couverture de laine.

Au moment où le malade entre dans le bain ou sous la douche, il est nécessaire de lui entourer la tête et le cou de compresses froides trempées dans l'eau de mer, et qu'il doit garder jusqu'à la fin du bain.

Pendant toute la durée du bain ou de la douche, un aide ou le malade lui-même frictionnera toutes les parties du corps soumises à l'action de l'eau.

A l'issue du bain ou de la douche, un aide jetera sur les épaules du malade un drap sec dont il enveloppera tout le corps ; puis se mettant à frictionner par-dessus le drap, il séchera successivement les différentes parties du corps ; en commençant par les bras et finissant par les jambes.

Une fois séché et recouvert de ses habits, le malade éprouve une douce chaleur et un bien-être général. Le but cherché, c'est-à-dire la réaction, est atteint, mais il faut l'entretenir par une bonne promenade d'une demi - heure à trois quarts d'heure. Lorsque les malades suivent scrupuleusement ces recommandations, s'ils prennent exactement en se levant leur dose d'eau de mer à l'intérieur, ils sentent bien vite l'appétit se réveiller et leur estomac réclame avec impatience le déieuner et le dîner de chaque jour.

B. — DOSES.

Usage interne.

a. Dose purgative :

1º Pour les adultes, deux verres le soir au coucher et deux verres le matin à jeun ;

2º Pour les enfants de 12 à 15 ans, un verre le soir, un verre le matin ;

3º Pour les enfants de 8 à 12 ans, une verre le soir, 1/2 verre le matin ;

4° Pour les enfants de 4 à 8 ans, 1/2 verre le soir, 1/2 verre le matin;

5° Pour les enfants de 2 à 4 ans, une verre à bordeaux, soir et matin;

6° Pour les enfants de 1 à 2 ans, deux verres à liqueur le soir, un verre à liqueur le matin;

7° Pour les enfants de 6 mois à 1 an, un verre à liqueur, soir et matin;

8° Pour les enfants plus jeunes encore, un verre à liqueur, en deux fois, suffit pour provoquer plusieurs selles.

Administrée d'après les règles et aux doses que nous venons d'indiquer, l'eau de mer naturelle de *Ligar* est un purgatif fidèle, agissant doucement sans provoquer la moindre colique et ne laissant jamais, après lui, la plus légère inflammation des organes de la digestion. Elle peut donc remplacer, avec avantage, puisqu'elle coûte meilleur marché et qu'elle produit les mêmes effets, les eaux purgatives d'Allemagne et de Suisse (Pullna, Birminstorf, etc.)

b. Dose reconstituante :

1° Pour les adultes, 1/2 verre soir et matin;

2° Pour les enfants de 12 à 15 ans, un verre à bordeaux soir et matin ;

3° Pour les enfants de 8 à 12 ans, deux verres à liqueur le soir, un verre à liqueur le matin;

4° Pour les enfants de 4 à 8 ans, un verre à liqueur soir et matin;

5° Pour les enfants de 2 à 4 ans, deux cuillerées à café soir et matin;

6° Pour les enfants de 1 à 2 ans, deux cuillerées à café le soir, une cuillerée à café le matin;

7° Pour les enfants de 6 mois à 1 an, une cuillerée à café soir et matin;

8° Pour les enfants plus jeunes, une cuillerée à café mêlée au lait.

A dose reconstituante, l'eau de mer doit entretenir la liberté des voies digestives sans effet purgatif.

Si, dans quelques cas exceptionnels, les doses que nous venons de prescrire dans le dernier paragraphe amenaient des effets purgatifs, on devrait les diminuer peu à peu jusqu'à disparition complète des troubles digestifs.

Paris, imprimerie de Paul Dupont, rue J.-J.-Rousseau, 41. (3485.10.1)